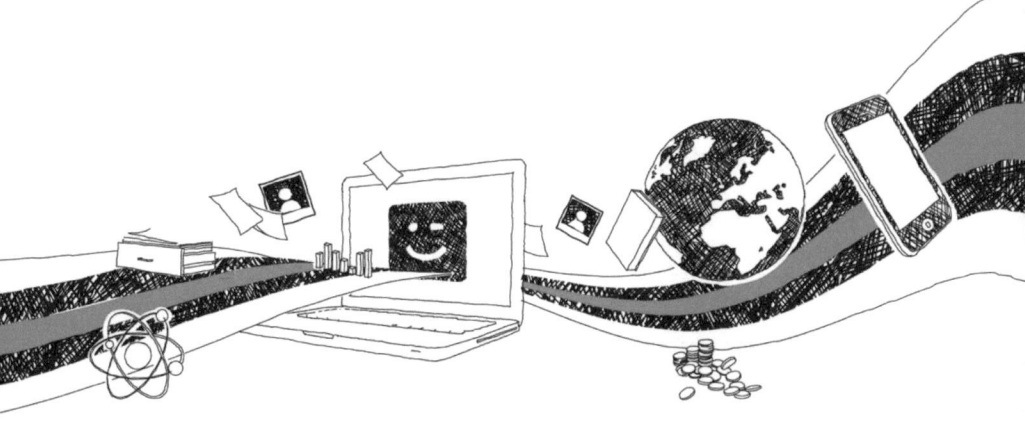
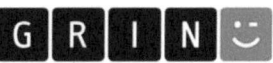

Menschen mit Behinderung. Zwischen Selbstbestimmung und Fremdbestimmung

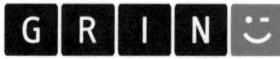

Bibliografische Information der Deutschen Nationalbibliothek:

Die Deutsche Nationalbibliothek verzeichnet diese Publikation in der Deutschen Nationalbibliografie; detaillierte bibliografische Daten sind im Internet über http://dnb.d-nb.de abrufbar.

ISBN: 9783346380203
Dieses Buch ist auch als E-Book erhältlich.

Inhalt

Einleitung

Laut einer Einschätzung des Dachverband Deutscher Alzheimer-Gesellschaften werde sich die Zahl der an einer Demenz erkrankten Menschen bis 2050 im Vergleich zum Jahr 2018 europaweit verdoppeln. Eine fundierte Auseinandersetzung mit diesem Thema ist daher, auch interdisziplinär, von höchster Relevanz. Wie geht ein, an Demenz erkrankter Mensch, der im Verlauf der Erkrankung schrittweise physische und kognitive Fähigkeiten verliert, mit den Themen Selbstbestimmung und Autonomie um? Gilt das in Artikel 2 des Grundgesetztes verankerte Recht auf Selbstbestimmung überhaupt für einen Menschen, dessen Erinnerungs- und Handlungsvermögen stetig schwindet? Steht nicht die Gesellschaft in der Verantwortung, für diese hilfebedürftigen Menschen zu sorgen, indem sie ihnen auch wichtige Entscheidungen abnimmt? Oder welche Brücken können geschlagen werden, damit Menschen mit Demenz eine möglichst lebenslange Chance auf Selbstbestimmung erhalten können? Und schließlich: Welche Folgen können getroffene Maßnahmen zum vermeintlichen Schutz der dementiell veränderten Person und/oder der zu Betreuenden haben? Zu welchem Grad ist Freiheitseinschränkung bei dementiell erkrankten Personen gerechtfertigt? Zunächst wird die Krankheit mit in ihren Formen und Ausprägung grob und skizzenhaft umrissen. Im weiteren Verlauf wird dann detaillierter auf den Aspekt der Selbstbestimmung bei Demenzerkrankten eingegangen. Zunächst werden zu erwartende Einschränkungen, die dieses Grundrecht gefährden können, aufgeführt. Der Abschnitt „Selbstbestimmung trotz Demenz" Projekte und Strategien zum Erhalt der Selbstbestimmung bei Demenz vorstellen und, aufgrund des begrenzten Umfangs der Arbeit, kurz diskutieren. Im vierten und letzten Abschnitt werden Beispiele für eingesetzte Maßnahmen in der Betreuung von Menschen mit einer Demenz genannt und deren, teilweise folgenreiche Tragweite erläutert. Schlussendlich soll herausgearbeitet werden, ob bzw. inwieweit ein selbstbestimmtes Leben mit einer Demenz möglich ist. Welche Voraussetzungen müssen hierfür geschaffen werden?

1. Demenz – Formen und Ausprägungen

Bereits zu Beginn des 19. Jahrhunderts wurde die Krankheit Demenz von dem Psychiater und Neuropathologen Alois Alzheimer entdeckt und erforscht. Die nicht nur in Fachkreisen bekannte Geschichte, sowie das von Alzheimer geführte Interview mit der Patientin Auguste D., gelten bis heute als der Anfang der Entdeckungsgeschichte. Seither hat sich viel getan. Man weiß heute, dass die Krankheit viele, häufig unterschiedlichste, Ausprägungen hat. Aus diesem Grund spricht man von der Pluralform Demenzen. Man unterscheidet zunächst zwischen primären und sekundären Demenzen. Die sogenannten primären Demenzen beziehen sich also auf den allmählichen Verfall des Nervensystems (vgl. Schröder; Haberstroh; Pantel 2010: 298). Demgegenüber stehen sekundäre Demenzen, deren Entstehung *„infolge heilbarer Krankheiten, die überwiegend außerhalb des Gehirns lokalisiert sind."* (Berwig 2010: 10) herrührt. Die Anzahl der Demenerkrankungen, die im jüngeren Alter (d.h. jünger als 65 Jahre) auftreten, liegt laut der *Deutschen Alzheimer Gesellschaft e.V.* bei lediglich 2 Prozent. *„Demenzen sind demnach altersgebundene Erkrankungen, die in ihrer Mehrzahl auf chronisch verlaufende, neurodegenerative Prozesse zurückzuführen sind"* (Schröder; Haberstroh; Pantel 2010: 297). Die Ausprägungen sind je nach Art, und sogar innerhalb dieser, unterschiedlich. Es lassen sich grob vier Haupt-Demenz-Typen herausstellen. Die häufigste Form ist mit zweidrittel aller Erkrankten, die Alzheimer-Demenz (AD). Sie ist dicht gefolgt von der vaskulären Demenz, die häufig in Kombination mit der AD als Mischform auftritt. Weitere Formen sind die Frontotemporale Demenz und Demenzen infolge von Parkinson und die Lewy-Körperchen (vgl. Schröder; Haberstroh; Pantel 2010: 298). Alle Formen haben gemein, dass die Erkrankung in der Regel schleichend beginnt. Man vergisst Namen, verlegt Gegenstände – hier sei das bekannte Brille-im-Kühlschrank-Beispiel zu nennen. Weitere typische Merkmale, die je nach Verlauf und Schweregrad auftreten, sind u.a. Wortfindungsstörungen bis hin zur Aphasie, die in manchen Fällen in Mutismus (z.B. bei frontotemporaler Demenz) enden kann. Zudem verlieren Erkrankte über kurz oder lang den Orientierungssinn und können sich im späten Stadium oft nicht einmal mehr in ihrer gewohnten Umgebung zurechtfinden. Auch beim Erkennen von Zusammenhängen bestimmter Handlungs- und Bewegungsabläufe kommt es häufig zu Störungen (Apraxie). Auch „Apathie, Agnosie (Störung des Erkennens [von Sinneswahrnehmungen]), Alexie und Akalkulie (Störung der Lese- bzw. Rechenfähigkeit) bilden weitere, häufige kognitive Störungen." (Schröder; Haberstroh; Pantel 2010: 300). Gerade im Anfangsstadium der Demenz kann es, in Folge der bewussten Wahrnehmung der Defizite, zu einer Belastung der Psyche kommen. Oftmals sind Depressionen bzw. depressive Verstimmungen und der allmähliche Rückzug aus dem öffentlichen Leben und/oder sozialen Beziehungen die Folge(n). Wobei auch diesen beiden Komponenten eine Wechselwirkung zugesprochen werden kann. So kann beispielsweise der Rückzug aus dem Freundes- und/oder Familienkreis zu stetiger Vereinsamung bzw. sozialer Isolation führen, was wiederum die Entstehung einer Depression begünstigen kann. Demenzen können durch die Vielzahl an körperlichen und kognitiven Verlusten bzw. Einschränkungen, in ihrem Verlauf hin zu einer völligen Abhängigkeit (Bettlägerigkeit) von Pflegepersonal oder pflegenden Angehörigen führen. Zudem können Wesensveränderungen wie aggressives Verhalten, eine Störung der Selbst- und Fremdwahrnehmung, Enthemmtheit, ein gestörtes Essverhalten, Empathielosigkeit etc. auftreten. Beleuchtet man den lateinischen Ursprung des Wortes Demenz und übersetzt diesen wörtlich mit „„ohne Denkvermögen" (de = weg, ohne; mens = das Denkvermögen, der Verstand; Geist)." Berwig 2010: 6) und bezieht auch die möglichen physischen wie psychischen Einbußen mit in die Überlegung ein, kann die Frage danach, ob eine demenziell veränderte Person überhaupt selbstbestimmt und autonom leben kann, oder dürfen soll laut werden. Inwieweit kann diese Anforderung an einen Menschen mit Demenz als natürlich, ab wann gar als Zumutung oder im gesellschaftlichen Kontext als unverantwortlich betrachtet werden? Was ist unter Selbstbestimmung und Autonomie im Allgemeinen zu verstehen?

2. Selbstbestimmt leben trotz Demenz?

2.1. Demenz als Einschränkung der Selbstbestimmung

Verluste des Denkvermögens, körperlicher Fähigkeiten und evtl. negative psychische Folgen sind Charakteristika einer Demenz, gleich welcher Art. Mag man einer demenziell veränderte Person im Anfangsstadium der Erkrankung noch relative Autonomie und Selbstbestimmung zusprechen, kann sich diese Einschätzung im weiteren Verlauf, speziell im mittleren bis späten Stadium, verändern. Der betroffene Mensch scheint immer mehr in seiner „eigenen Welt" zu versinken. Im sehr späten Verlauf kann es dazu kommen, dass selbst enge Verwandte oder Vertraute scheinbar keinen Zugang mehr zum Menschen mit Demenz finden können u.a., weil sie von diesem nicht mehr erkannt werden. Wie wirkt sich solch eine tiefgreifende Veränderung auf die eigene Fähigkeit selbstbestimmt und autonom zu handeln aus?

„Das Prinzip der Autonomie stößt im Falle eines Bruches personaler Identität an unüberwindliche Grenzen. Infolge der drastischen Veränderung personaler Merkmale im Zuge einer Demenz kann die zeitlich frühere, kompetente Person nicht im Namen der Autonomie über die zeitlich spätere, demente Person verfügen." (Hofer-Ranz 2017: 150)

Diese Aussage stellt auch die Instrumente Patientenverfügung und -vollmacht in Frage. Insbesondere im ethischen Kontext sich die Frage nach der Verantwortbarkeit teilweise folgenreicher Entscheidungen, die von einer souveränen, gesunden Person über die eigene, später vielleicht anders empfindende dementiell veränderte, getroffen werden. Würde das eigene, durch die Demenz „verwandelte" ICH die gleichen Entscheidungen treffen, wie das alte, autarke Ich? In einer Welt, die von Leistungsdenken und stetem Streben nach wirtschaftlichem Wachstum geprägt ist, können Defizite jeglicher Art zu einem Problem werden. In unserer neoliberalen Normierungsgesellschaft, wie Ursula Stinkes sie in ihrem Text „Selbstbestimmung – *Vorüberlegungen zur Kritik einer modernen Idee"* ausdrückt, stehen wir vor diesem Dilemma. Zweideutig wird hier in Bezug auf den Neoliberalismus gesehen, dass man nicht nur selbstbestimmt leben kann, sondern es in einer gewissen Form muss. Damit steht Autonomie nicht nur für Befreiung, sondern sie ist gleichzeitig zur sozialen Pflicht geworden – auch für Menschen mit Behinderung.

„Andererseits der neoliberalen Normierungsgesellschaft nach individueller Autonomie und Selbstbestimmung im Schatten ihres Interesses an einem souveränen, erfolgreichen, mächtigen, flexiblen und eigenverantwortlichen Subjekt. Dieses bestimmt sich einseitig als Souverän und versteht den Menschen vor allem von seinem Zentralorgan, dem Gehirn her." (Stinkes 2000: 176)

Im Hinblick auf Demenzen ist diese Annahme natürlich verheerend, denn vor allem hier ist das, als Zentralorgan definierte Gehirn in seiner Funktionsweise stark eingeschränkt. Zum Beginn einer Demenz sind die Einschränkungen noch überschaubar. Der dementiell veränderte Mensch ist in der Regel noch in der Lage seine Wünsche und seinen Willen zu äußern – eine wichtige Voraussetzung für die Möglichkeit zur Selbstbestimmung. Im späteren Verlauf ist jedoch mit teils erheblichen kognitiven Einbußen zu rechnen, welche dann in Verbindung mit weiteren Einschränkungen der Handlungsfähigkeit in eine Unselbstständigkeit und Abhängigkeit führen können.

„Rationalität und Selbstbewusstsein gelten als notwendige Voraussetzungen der Persondefinition in modernen Gesellschaften. Der hohe Stellenwert kognitiver Leistungsfähigkeit scheint demnach Menschen mit Demenz von der vollen Mitgliedschaft menschlicher Gemeinschaft auszuschließen." (Wetzstein 2010: 55)

Um aus dieser Sackgasse zu entkommen, sei das Empowerment-Konzept von Ursula Stinkes herangezogen. Menschen mit einer Beeinträchtigung, ganz gleich, ob physisch und/oder psychisch, *„sollen als selbstbestimmte Subjekte mit subjektiver Autonomie begriffen werden."* (Stinkes 2000: 184). Der Begriff *„subjektive Autonomie"* meint hier, das Recht eines jeden Menschen, sein oder ihr Leben, im Rahmen der eigenen *Kompetenzen und Bedürfnisse*, auszugestalten. Dies wiederum ermögliche eine *„[...] ‚nachholende Befreiung'(vgl. Waldschmidt 1999) auch für beeinträchtigte Menschen"* (Stinkes 2000: 184). Wie könnte diese Theorie auf einen

Menschen mit Demenz angewendet werden? Gibt es Möglichkeiten, Strategien oder Ansätze, um dieses Ziel zu erreichen? Kann ein demenziell veränderter Mensch selbstbestimmt bis zum Ende seines Lebens im Sinne der oben aufgeführten Definition leben?

2.2. Selbstbestimmung trotz Demenz. Projekte/Strategien zum Erhalt der Selbstbestimmung bei Demenz

„Es ist Aufgabe der Gesellschaft und des Staates, die Rahmenbedingungen zu schaffen, unter denen die Selbstbestimmung des von Demenz betroffenen Menschen beachtet und gestärkt werden kann", stellte der Deutsche Ethikrat in seiner Stellungnahme „Demenz und Selbstbestimmung" im Jahr 2012 fest (Deutscher Ethikrat 2012,10)." (Leonhard 2015: 14)

Betrachtet man die oben aufgeführte Aussage des Deutschen Ethikrates, stimmt eine sicherlich große Mehrheit zu. Es stellt sich auf dieser ethischen Annahme und Basis, dass so viel Autonomie wie irgend vertretbar ermöglicht werden sollte, lediglich die Frage, wie Forderung nach der Verantwortung des Staates in der Praxis aussehen könnte.

Was ist unter den Rahmenbedingungen konkret zu verstehen? Ein an Demenz erkrankter Mensch wirkt zumindest ab Erreichung eines mittleren Grades auf seine Außenwelt zunehmend hilflos und daher Hilfe bedürftig. Das kann schnell dazu führen, dass den betroffenen Personen von nahestehenden Angehörigen, Freunden oder Pflegepersonal eine Entscheidungsfähigkeit abgesprochen wird. In einem schnelllebigen, eng getakteten und effizienzorientierten Alltag wollen Entscheidungen oft zügig und möglichst ohne große Umwege getroffen werden. Einen Menschen, der zunehmend in seiner 'eigenen Welt' zu Hause ist, können diese Anforderungen schnell überbeanspruchen. Aus Überforderung kann es dazu kommen, dass sich die Person noch weiter zurückzieht oder in einer Art Starre verharrt, bis die Situation überwindbar zu sein scheint. Eine mögliche Lösung dieser Problematik könnte die Veränderung der Perspektive auf den Menschen mit einer

Beeinträchtigung in dieser Situation sein. Scheitert der Versuch der Entscheidungsfindung durch Fragenstellen, können weitere Strategien in genommen werden. Gerade „Entweder-oder-Fragen" oder Entscheidungsfragen fallen Menschen mit fortschreitender der Demenz zunehmend schwerer. An dieser Stelle könnte es sinnvoll sein in der Kommunikation auf die basale, emotionale und soziale Ebene zu gehen. Ein wichtiges Werkzeug kann hier die Methode der Validation nach der amerikanischen Sozialarbeiterin Naomi Feil sein. Denn für „[...] die Fähigkeit zum Erleben von Emotionen kann davon ausgegangen werden, dass diese auch in fortgeschrittenen Stadien der Erkrankung erhalten bleiben [...]." (Berendonk; Stanek 2010: 159). Gelingt es, auf diesem Weg eine Brücke zum dementiell veränderten Gegenüber zu schlagen, kann dies zugleich ein positives und bestärkendes Gefühl, auch im Vorhandensein der eigenen persönlichen Identität, hinterlassen.

„Durch die Gestaltung positiver Erlebnisräume für Menschen mit Demenz im stationären und häuslichen Bereich kann ein wesentlicher Beitrag zur Förderung des emotionalen Wohlbefindens und damit auch zur subjektiven Lebensqualität der Personen geleistet werden." (Berendonk; Stanek 2010: 157)

Als wichtig erscheint im Allgemeinen für den Umgang mit Demenzerkrankten, dass für eine ruhige, im besten Fall vertraute Umgebung zu sorgen ist.

„Werden die Betroffenen nicht unter Druck gesetzt und steht ihnen insbesondere bei neuartigen Entscheidungssituationen ein angemessener zeitlicher Spielraum zur Verfügung, so ist in diesem Stadium [Anfangsstadium] aber durchaus noch eine reflektierte Willensbildung auf der Basis eigener Wertvorstellungen möglich (vgl. Wunder 2008, S. 20)." (Hofer-Ranz 2017: 28)

Für Menschen mit Demenz können Gewohnheiten und Regelmäßigkeit zu einer Förderung des Wohlbefindens beitragen. Gerade im späteren Verlauf der Erkrankung sind Unterstützungen im Alltag und bei bestimmten Handlungsabläufen unausweichlich. Trotzdem sollte eine gewisse Eigenständigkeit der Person mit Demenz gefördert und gefordert werden. Hilfestellungen sollten als Angebot nicht als Gebot betrachtet werden. Das Einlassen auf diese Forderung verlangt von

Angehörigen bzw. Pflegenden viel Geduld und sehr viel Einfühlungsvermögen. Dies ist vor allem im Hinblick auf ein auf Effizienz und Wirtschaftlichkeit ausgerichtetes Gesundheits- und Pflegesystem eine nur schwer zu bewältigende Aufgabe und schürt gefährdende Situationen innerhalb des Pflegealltags – sowohl für Betreute als auch Betreuer.

> *„Dabei werden belastende Arbeitsstrukturen, Mitarbeitermangel, mangelnde Unterstützung durch die Leitung der Institutionen, geringe Qualifikation, Überforderung und Stress der Mitarbeiter als Ursache übergriffigen oder gewaltförmigen Verhaltens aufgeführt."* (Dederich 2007: 148)

Eine grundsätzliche und beträchtliche Erhöhung des Pflege- und Betreuungsschlüssels sowie Fort- und Weiterbildungen könnten unterstützende Bausteine für diesen Prozess sein.

Ein weiterer Ansatz, der in diesem Zusammenhang genannt werden kann, ist die aus den USA und Großbritannien stammende Care Ethik. Eva Feder Kittay beschreibt in ihrem Text *Behinderung und das Konzept der Care Ethik* Fürsorge als Tätigkeiten, die ausgeübt werden, um jemanden zu versorgen, der dieser Hilfe bedarf (z.B. Pflegepersonal). Fürsorge als Haltung soll zum Ziel haben, das Wohlbefinden des Hilfebedürftigen zu bessern. Fürsorge als Tugend ist im fürsorgenden Verhalten verankert – also in dem Willen, sich mit der Situation des anderen auseinanderzusetzen.

> *„Dagegen zeigen neuere Erkenntnisse […], dass Demenzkranke auch im weitfortgeschrittenen Stadium der Krankheit in der Lage sind, differenziert auf Ansprache zu reagieren. Da Demenzkranke fähig sind, Emotionen zumindest nonverbal auszudrücken, ist es Ärzten, Pflegekräften und ehrenamtlich Tätigen auch prinzipiell möglich, Zugang zu ihnen zu finden und aufrechtzuerhalten."* (Kruse 2010: xii)

Wie bereits in Abschnitt 4.1. aufgeführt, kann eine Patientenverfügung und -vollmacht die Möglichkeit der Selbstbestimmung gewährleisten. Zudem könnten Strategien, die für eine Anpassung des Umfelds an die Bedürfnisse des Menschen mit

Demenz sorgen, einen Beitrag zu einer möglichst langen Chance auf Selbstbestimmung leisten. Die Leiterin des Referats Recht der Bundesvereinigung Lebenshilfe Berlin Dr. Bettina Leonhard führt in einer ihrer Veröffentlichungen, zu diesem Thema passend, das Projekt „EmMa" (Förderung der Einwilligungsfähigkeit in medizinische Maßnahmen bei Demenz durch ressourcenorientierte Kommunikation) (vgl. Leonhard 2015: 21) an. Das Ziel des Projekts ist, die Förderung der Einwilligungsfähigkeit von demenziell veränderten Menschen, indem medizinische Aufklärung durch das Fachpersonal an die kommunikativen Fähigkeiten des Patienten angepasst wird. Neben vereinfachter Sprache und Satzbau solle mit Stichpunkten, einem respektvollen Tonfall und einer reizarmen, ruhigen und vertrauensschaffenden Umgebung gearbeitet werden (vgl. Leonhard 2015: 21).

Selbst oder besser gesagt gerade in der Endphase einer Demenzerkrankung liegt die größte Verantwortung aller Betreuenden darin, die Willens- und Wunschbildung des zu Pflegenden soweit wie irgend möglich wahrzunehmen und dieser nach bestem Wissen und Gewissen nachzugehen.

> „Die Fähigkeit zum Erleben und zum Ausdruck von Emotionen stellt eine zentrale Ressource demenzkranker Menschen dar, die – anders als bei kognitiven oder verbal-kommunikativen Fähigkeiten – auch in fortgeschrittenen Stadien der Erkrankung erhalten bleibt [...]".
> (Bockenheimer-Lucius 2010: 396 - 397)

3. Mögliche Maßnahmen bei Demenz und ihre Folgen

In seinem Text Abhängigkeit, Macht und Gewalt in asymmetrischen Beziehungen beschreibt der Autor Markus Dederich sein Verständnis von Autonomie wie folgt: Der Mensch sei nicht von Geburt an autonom und unabhängig von seiner Außenwelt. Vielmehr forme er sich sein Leben lang durch die Bezogenheit auf seine bzw. die Interaktion mit seiner Umwelt. Kann ein Mensch auf Grund körperlicher und/oder kognitiver Beeinträchtigungen diese Bezogenheit und Interaktion nicht bzw. nicht hinreichend ausführen „[...] erfolgt in der heutigen Gesellschaft eine Gleichsetzung von Behinderung und Abhängigkeit, die ihrerseits als Abweichung von der Norm der

Unabhängigkeit bewertet wird." (Dederich 2007: 142). Es droht die Gefahr Abhängigkeit, Machtmissbrauch und Gewalt. Dederich sieht vor allem in asymmetrischen Beziehungsstrukturen ein schlummerndes Potenzial für Machtmissbrauch und Gewalt.

„Zum anderen geht ein Übermaß an Abhängigkeit häufig mit asymmetrischen Beziehungen einher und bringt ein erhöhtes Risiko mit sich, durch die Verletzung von Ansprüchen in Machtmissbrauch und Gewalt zu münden." (Dederich 2007: 139)

Es ist bekannt, dass Menschen mit einer Demenz ein herausforderndes Verhalten entwickeln können. Neben Weglauftendenzen kann es zu Aggressivität, Unruhezuständen, einem gestörten Tag-/Nachtrhythmus bis hin zum Beschmieren der Wände mit Exkrementen kommen. Das ist unabhängig von einem eng getakteten Pflegealltag eine große Belastung für PflegerInnen und pflegende Angehörige. Gerade in Pflegeeinrichtungen fehlt es für die Bewältigung solcher zusätzlich anfallenden Probleme und belastenden Situationen an Personal und Zeit. Das kann zu freiheitsentziehenden Maßnahmen (FeM) und segregativer Betreuung führen. Der Einsatz von Psychopharmaka ist vor allem in Pflegeeinrichtungen ein probates Mittel zur Verhinderung von herausforderndem Verhalten wie es oben beschrieben wurde. Es ist jedoch zugleich ein sehr umstrittenes und in Debatten häufig kritisiertes Hilfsmittel.

„Zusammenfassend kann festgehalten werden, dass der Einsatz von Psychopharmaka im Altenpflegeheim aufgrund institutioneller und struktureller Besonderheiten dieses Versorgungsbereichs, aber auch aufgrund der großen Abhängigkeit und Vulnerabilität eines großen Teils der Altenpflegeheimbewohner in besonderer Weise der Gefahr unterliegt, in inadäquater und missbräuchlicher Weise durchgeführt zu werden. Die Beachtung der ethischen Grundprinzipien des beneficence, des non-maleficence und des Respekts vor der Autonomie der Bewohner (bzw. der Patienten) sollte bei allen Beteiligten in diesem Bereich (Ärzte, Pflegekräfte, Heimleitungen, Betreuer) handlungsleitend sein [...]." (Pantel; Haberstroh; Schröder 2010: 334-335)

Des Weiteren kommt es nicht selten zu freiheitsentziehenden Maßnahmen. *„Verschiedenen Erhebungen zufolge werden bei fünf bis 70 Prozent aller HeimbewohnerInnen FeM angewendet [...].“* (Berzlanovich; Kohls 2010: 358). Gerade weil für jegliche Art von FeM eine richterliche Verfügung/Zustimmung vorliegen muss, erscheint diese Zahl erschreckend hoch. Das dies nicht als adäquater und menschenfreundlicher Lösungsversuch betrachtet werden kann, sondern großen Schaden anrichten kann wird im Folgenden belegt.

> *„Körpernahe Fixierungen (Fixierungen im engeren Sinne) sind u.a. Gurtsysteme, Bandagen, Schutzdecken und Vorsatztische. Diese gehen nicht nur mit dem Verlust von Freiheit, Autonomie und sozialen Bezügen der demenzkranken Menschen einher, sondern können bei regelmäßigem und dauerhaftem Einsatz erhebliche gesundheitliche Komplikationen [...] hervorrufen [...].“* (Berzlanovich; Kohls 2010: 357)

Eine Lösung für diese Problematik könnten die Projekte *Redufix* und der *Werdenfelsener Weg* sowie der niederländische Ansatz *EXBELT (Reduction of belt restraint use)* sein. Alle drei Projekte haben eine aufklärerische Mission. Ihre Intention ist es durch Beratungen und Schulungen in Pflegeeinrichtungen Konzepte und Strategien zu vermitteln, die der Vermeidung von FeM dienen sollen, indem praktische Lösungsansätze vermittelt werden.

4. Fazit

In einer, im Zuge des demografischen Wandels, stetig älter werdenden Gesellschaft muss sich diese mit dem Thema Demenz dringend aktiv auseinandersetzen. Es muss einen Zusammenschluss, stärker noch als bisher, verschiedenster wissenschaftlicher Disziplinen geben, die an Ansätzen und Strategien zur gelingenden Bewältigung dieser verantwortungsvollen Aufgabe arbeiten. Das Recht auf Selbstbestimmung sollte auch Menschen mit einer Demenz eingeräumt werden. Die vorliegende Arbeit zeigt, dass es Möglichkeiten zur Erhaltung der Selbstbestimmung selbst bei Hochdementen und bis in die letzte Phase des Lebens gibt.

„Dabei umfasst Selbstsorge Selbstständigkeit und Selbstverantwortung, und die Aufgabe einer fachlich wie ethisch fundierten medizinischen, pflegerischen, sozialen Begleitung ist darin zu sehen, die Ressourcen für ein (in Grenzen) selbstständiges und selbstverantwortliches Leben zu erkennen und zu fördern." (Kruse 2010: 14)

Für Auseinandersetzung und Umsetzung wird ein großer, nicht zuletzt personeller, Aufwand betrieben werden müssen. Der Schlüssel für die Aufklärung und (Aus-)Bildung in Bezug auf das Thema Demenz liegt nicht nur in einer Reform der Pflegeausbildung, deren Grundstein bereits im Jahr 2017 gelegt wurde und die ab 2020 umgesetzt wird, sondern ebenso in der Aus-, Weiter- und Fortbildung primär von Pflegepersonal, Ärzten und Sozialarbeitern. Darüber hinaus müssen wir aber durch z.B. Aktionstage versuchen, die Gesamtgesellschaft für diese Thematik zu sensibilisieren und praktische Handlungsmöglichkeiten im Umgang mit einem demenziell veränderten Menschen aufzeigen. Wünschenswert wäre auch ganz grundsätzlich eine Veränderung der Haltung Personen gegenüber, die aufgrund von Beeinträchtigungen von unserer an Leistung, Erfolg und Selbstoptimierung ausgerichteten Gesellschaft abweichen.

„Der Respekt vor den bestehenden Ressourcen, die Erkenntnis, dass Menschen auch im Falle der Demenz nach Ausdruck und Mitteilung ihrer selbst streben und durchaus ein schöpferisches Leben führen können [...], regt dazu an, ein umfassenderes Menschenbild zu entwickeln, welches nicht nur die kognitiven

Qualitäten, sondern auch die emotionalen, empfindungsbezogenen, die sozial-
kommunikativen und alltagspraktischen Qualitäten der Person berücksichtigt
und anspricht." (Kruse 2010: xiv)

5. Literaturverzeichnis

Berendonk, Charlotte; Stanek, Silke: Positive Emotionen von Menschen mit Demenz fördern. In: Kruse, Andreas (Hrsg.): Lebensqualität bei Demenz? Zum gesellschaftlichen und individuellen Umgang mit einer Grenzsituation im Alter. Heidelberg 2010, S. 157-176

Berwig, Martin: Zur Frage der Messbarkeit von Lebensqualität bei Demenz. Leipzig, 2010

Berzlanovich, Andrea; Kohls, Niko: Freiheitsentziehende Maßnahmen (FeM) in der Pflege von Menschen mit Demenz: Problem und Alternativen. In: Kruse, Andreas (Hrsg.): Lebensqualität bei Demenz? Zum gesellschaftlichen und individuellen Umgang mit einer Grenzsituation im Alter. Heidelberg 2010, S. 355-361

Bockenheimer-Lucius, Gisela: Zur Problematik des "natürlichen Willens" bei demenzkranken Menschen. In: Demenz psychosozial behandeln. Psychosoziale Interventionen bei Demenz in Praxis und Forschung. Haberstroh, Julia (Ed.); Pantel, Johannes (Ed.). Heidelberg, 2010, S. 393-400

Dederich, Markus: Abhängigkeit, Macht und Gewalt in asymmetrischen Beziehungen. In: Dederich, Markus; Grüber, Katrin (Hrsg.): Herausforderungen. Mit schwerer Behinderung leben, Frankfurt 2007, S. 139-152.

Demenz im jüngeren Lebensalter. (o.D.). Deutsche Alzheimer Gesellschaft e.V. https://www.deutsche-alzheimer.de/die-krankheit/demenz-im-juengeren-lebensalter.html

Feder Kittay, Eva: Behinderung und das Konzept der Care Ethik. In: Graumann, Sigrid et al. (Hrsg.) (2004): Ethik und Behinderung. Ein Perspektivwechsel. Frankfurt: Campus, S. 67-80

Hofer-Ranz, Gabriel: Philosophisches Skandalon Demenz: Eine ethische Reflexion selbstbestimmter Umgangsmöglichkeiten mit dem drohenden Autonomieverlust. Baden-Baden 2017**Kruse, Andreas**: Einführung. In: Kruse, Andreas (Hrsg.):

Lebensqualität bei Demenz? Zum gesellschaftlichen und individuellen Umgang mit einer Grenzsituation im Alter. Heidelberg 2010, S. xi – xvi

Kruse, Andreas: Menschenbild und Menschenwürde als grundlegende Kategorien der Lebensqualität demenzkranker Menschen. In: Kruse, Andreas (Hrsg.): Lebensqualität bei Demenz? Zum gesellschaftlichen und individuellen Umgang mit einer Grenzsituation im Alter. Heidelberg 2010, S. 3-25

Leonhard, Bettina: Demenz und Selbstbestimmung? Anforderungen an das Betreuungsrecht, in: ARCHIV für Wissenschaft und Praxis der sozialen Arbeit, (2015) Nr. 01, S. 14-26

Pantel, Johannes; Haberstroh, Julia; Schröder, Johannes: Psychopharmaka im Altenpflegeheim – zum Wohle der Bewohner? In: Kruse, Andreas (Hrsg.): Lebensqualität bei Demenz? Zum gesellschaftlichen und individuellen Umgang mit einer Grenzsituation im Alter. Heidelberg 2010, S. 317-336

Schröder, Johannes; Haberstroh, Julia; Pantel, Johannes: Früherkennung und Diagnostik demenzieller Erkrankungen. In: Kruse, Andreas (Hrsg.): Lebensqualität bei Demenz? Zum gesellschaftlichen und individuellen Umgang mit einer Grenzsituation im Alter. Heidelberg 2010, S. 297-315

Stinkes, Ursula: Selbstbestimmung – Vorüberlegungen zur Kritik einer modernen Idee. In: Bundschuh, Konrad (Hg.): Wahrnehmen, Verstehen, Handeln. Perspektiven für die Heil- und Sonderpädagogik im 21. Jahrhundert. Bad Heilbrunn 2000, S. 169-192.

Wetzstein, Verena: Kognition und Personalität: Perspektiven einer Ethik der Demenz. In: Kruse, Andreas (Hrsg.): Lebensqualität bei Demenz? Zum gesellschaftlichen und individuellen Umgang mit einer Grenzsituation im Alter. Heidelberg 2010, S. 51-70

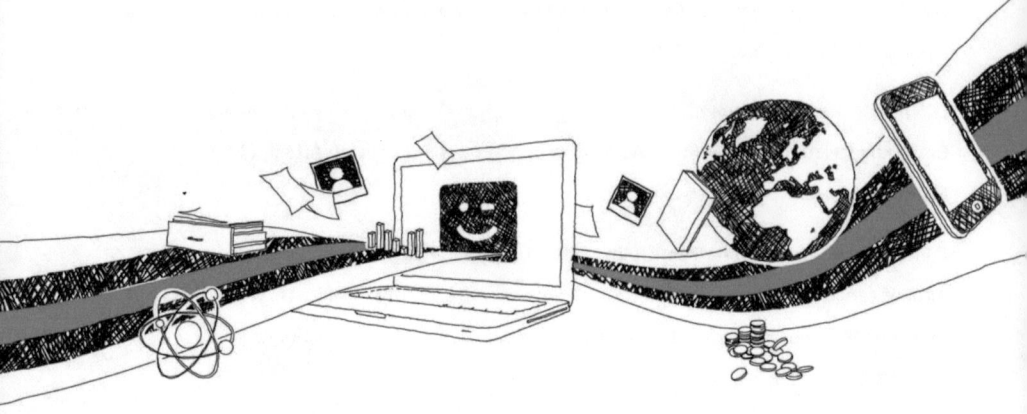
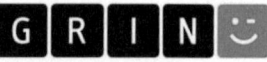